AF318476

EXPLORATION

DES

URETÈRES

PAR

Le Docteur Fernando PEREZ

Ancien externe des Hôpitaux de Paris
Médaille de bronze de l'Assistance publique

———

PARIS

G. STEINHEIL, ÉDITEUR

2, RUE CASIMIR-DELAVIGNE, 2

1888

EXPLORATION DES URETÈRES

AVANT-PROPOS

C'est à M. le Prof. Guyon que nous devons l'idée de cette thèse : c'est dans son service, à l'hôpital Necker, que toutes nos recherches ont été faites, et que presque toutes nos observations ont été prises.

C'est auprès de M. le Prof. Guyon que nous avons puisé toutes nos connaissances sur la pathologie urinaire.

Qu'il veuille bien croire à l'assurance de notre profonde gratitude, et recevoir nos plus sincères remerciements pour l'honneur qu'il nous fait en acceptant la présidence de notre thèse.

A M. le Dr Tillaux, chirurgien de l'Hôtel-Dieu, nous devrons toujours une grande reconnaissance pour la bienveillance qu'il n'a jamais cessé de nous témoigner et pour l'enseignement tout à la fois élevé et pratique qu'il donne à ses élèves.

M. le Dr Legroux, médecin de l'hôpital Trousseau voudra bien accepter l'expression de nos sentiments les plus respectueux et les plus dévoués. Nous nous souviendrons toujours de l'année aussi agréable que fructueuse passée dans son ancien service de l'hôpital Laënnec et des soins affectueux qu'il nous a donnés pendant notre maladie.

Nous ne saurions non plus oublier notre excellent ami, le Dr Aysaguer, qui nous a guidé dans l'étude si complexe de la laryngologie et de l'otologie, et MM. Gilbert, médecin des hôpitaux; Le Gendre, Gilles de la Tourette et Durand-Fardel, chefs de clinique de la Faculté, qui nous ont tant appris.

INTRODUCTION

L'exploration des uretères a une importance considérable dans la pathologie urinaire. Elle consiste en une série de manœuvres qui fournissent les signes d'une altération pathologique de ces conduits, et qui donnent des notions sur le fonctionnement normal ou morbide du filtre rénal.

Si on se bornait à diagnostiquer, rétrécissement uréthral, hypertrophie prostatique, ou calcul vésical, on ferait un examen incomplet. Avant toute intervention, il est nécessaire d'avoir des notions aussi précises que possible sur l'état de tout l'appareil urinaire.

Très souvent les urétéro-pyélites ont une marche latente; elles se développent insidieusement, voilées par la symptomatologie bruyante d'une rétention, ou par les troubles d'une cystite calculeuse.

Rayer, déjà, dans son remarquable traité des maladies des reins, insistait sur ces pyélites à marche torpide : il rapporte même un cas, où « la mort rapide suivit de bien près une intervention inconsidérée ».

C'est qu'en effet, ces vieux malades, rétrécis, calculeux ou prostatiques, ont tout l'appareil urinaire atteint. Ils sont en équilibre instable; ils sont en état d'insuffisance rénale, comme le dit M. Guyon, en comparant ces vieux urinaires aux cardiaques avec lésions compensées (comparaison qui exprime d'une façon saisissante une réalité clinique). Et il suffit d'une intervention intempestive, souvent minime, pour rompre cet équilibre instable, et ouvrir la porte à l'asystolie, asystolie rénale, si on peut ainsi parler, qui conduit rapidement à la mort. Il faut donc chercher avec grand soin ces lésions de l'appareil urinaire pour éviter ces accidents redoutables.

Par l'exploration des uretères et par l'exploration rénale (l'une ne va pas sans l'autre), on pourra connaître l'état de santé ou de maladie du rein dit sain.

CHAPITRE PREMIER

Après avoir étudié quelques point d'anatomie qui faciliteront la lecture de notre travail, nous décrirons l'exploration des uretères par le palper et le toucher. Les manœuvres du palper et du toucher seront d'abord indiquées. Les résultats obtenus seront l'objet d'un autre chapitre.

Ensuite nous analyserons les divers procédés de compression et de cathétérisme connus jusqu'à ce jour.

Les observations seront groupées à la fin de ce travail.

Anatomie des uretères.

L'uretère est le conduit excréteur du rein. Il s'étend de l'excavation du hile jusqu'au bas-fond de la vessie. Sa longueur varie de 25 à 30 cent. Du hile rénal jusqu'à l'extrémité inférieure du rein l'uretère, présente un calibre considérable : cette première partie, infundibuliforme, a reçu le nom de bassinet. Puis, le calibre de l'uretère devient moins considérable : il présente les dimensions d'un crayon. A l'union du bassinet et de l'uretère se trouve une portion rétrécie, c'est le collet de l'uretère. Cette diminution de calibre s'observe aussi au niveau de l'abouchement de l'uretère dans la vessie. Ces deux points extrèmes sont un siège de prédilection pour les rétrécissements valvulaires des uretères.

Les bassinets occupent la partie postérieure du pédicule rénal. Ils ont des rapports communs, et des rapports qui leur sont propres.

Rapports communs : en avant, avec le péritoine, le feuillet antérieur de l'enveloppe cellulo-adipeuse, la veine rénale, et les branches antérieures de l'artère correspondante.

Rapports propres au bassinet droit : avec la deuxième portion du duodénum. La veine rénale droite est si courte qu'on peut dire que la veine cave est immédiatement en rapport avec le bassinet droit : elle peut lui adhérer dans les cas pathologiques.

Rapports propres au bassinet gauche : avec le côlon descendant, et le grand cul-de-sac de l'estomac qui la sépare de la paroi abdominale antérieure. Ce rapport fait prévoir certaines difficultés de l'exploration.

Au bassinet succède l'uretère.

Pour l'étude de ses rapports on doit diviser l'uretère en deux portions : portion abdominale, et portion pelvienne.

Portion abdominale : elle s'étend depuis le collet jusqu'au détroit supérieur. Elle est en rapport en avant avec le péritoine auquel elle adhère assez solidement, avec les vaisseaux spermatiques qui la croisent à angle aigu et les vaisseaux utéro-ovariens qui longent sont côté interne avec les circonvolutions de l'intestin grêle, avec l'S iliaque du côlon à gauche, et la partie terminale de l'iléon à droite.

En arrière, cette même portion repose sur le grand psoas dont il est séparé par du tissu cellulaire habituellement très lâche, lui donnant par conséquent une remarquable mobilité. Plus bas l'uretère passe au devant de l'artère iliaque primitive, puis sur l'artère iliaque externe où il se dévie pour plonger dans l'excavation pelvienne. Il croise donc le détroit supérieur dont il est séparé par le psoas. Ce dernier rapport est extrêmement important. C'est à ce niveau qu'on pourra l'explorer, le palper, le comprimer même, comme nous le verrons bientôt. Il se présente en effet dans d'excellentes conditions car il repose sur un plan résistant et se trouve assez rapproché de la paroi abdominale antérieure par suite de la saillie du détroit supérieur.

A ce niveau commence la *portion pelvienne*. Ici encore nous devons distinguer deux portions : une *portion descendante* et une *portion convergente ou viscérale*.

Les rapports de la portion pelvienne descendante sont les mêmes chez l'homme et chez la femme.

Après avoir croisé l'artère iliaque primitive l'uretère plonge dans le petit bassin, se dirige en bas appliqué contre la paroi pelvienne, recouvert par le péritoine, et séparé de cette paroi par le muscle obturateur interne. Son trajet descendant pelvien constitue la diagonale de la surface quadrilatère de la face interne de l'os iliaque. Par le toucher rectal cette surface quadrilatère est toujours accessible. Là encore l'uretère se présente dans de très bonnes conditions pour être exploré. Les rapports de cette portion de l'uretère avec les vaisseaux hypogastriques qui tapissent la paroi sont constants. En suivant cette paroi d'arrière en avant on rencontre successivement la veine hypogastrique, l'artère, puis l'uretère. Celui-ci est d'ailleurs situé sur un plan plus superficiel que ces vaisseaux.

Ce rapport de l'uretère avec les vaisseaux amena le chirurgien américain Sands à comprimer l'uretère avec la tige rectale de Davy qui sert à la compression des vaisseaux hypogastriques dans les résections de la hanche.

Au moment où il quitte la paroi pelvienne pour constituer la portion convergente ou viscérale l'uretère décrit souvent un coude assez marqué. Cette partie du trajet pelvien ne mesure guère que 3 à 4 centimètres. Ses rapports sont différents chez l'homme et chez la femme.

Chez l'homme, il se dirige vers la base des vésicules séminales, croise la partie postérieure de sa face supérieure après avoir été en connexion avec la paroi rectale supérieure et latérale.

Chez la femme la portion terminale de l'uretère a des rapports multiples. Dans sa portion pelvienne descendante l'uretère longeait le bord externe du ligament large.

Après avoir changé de direction il pénètre dans la base de ce ligament. Enfin avant d'aborder la vessie il avoisine le col utérin, longe les culs-de-sac vaginaux, puis la paroi vaginale supérieure. Chez l'homme il était accessible par le toucher rectal, chez la femme il l'est aussi par le toucher vaginal. Nous verrons dans la suite le parti que l'on peut tirer de l'étude de ces rapports.

Nous étudierons maintenant la topographie des uretères. Les recherches de Tourneur et de Hallé faciliteront beaucoup notre tâche. Nous les avons contrôlées très souvent sur le cadavre et les avons trouvées de tous points exactes. Nous avons cependant certains petits détails à ajouter. Pour la détermination de la limite supérieure des uretères nous avons choisi un point plus facile à trouver et par conséquent plus clinique que celui qui a été indiqué par Tourneur.

Une ligne verticale remontant de l'épine pubienne, le long de la paroi abdominale indique le trajet abdominal de l'uretère, comme l'a démontrc Hallé. C'est le long de cette ligne qu'on devra palper. Mais à quel niveau? A la rigueur sur tout le trajet de cette ligne. Cependant il y a deux points d'élection pour l'exploration : c'est : 1° la limite supérieure de l'uretère; 2° le point où l'uretère plonge dans le petit bassin.

Limite supérieure de l'uretère. —L'anatomie patho-logique, la physiologie et la pathologie nous autorisent à considérer le bassinet et l'uretère comme formant un conduit excréteur unique. Aussi ferons-nous commencer l'uretère au niveau du hile rénal.

Tracez une ligne horizontale partant de l'extrémité antérieure de la dizième côte : cette extrémité est réunie à la neuvième côte par un petit ligament qui lui permet une certaine mobilité : elle se trouve très facilement sur presque tous les sujets. Cette ligne rencontrera la verticale partie de l'épine pubienne. A environ un bon travers de doigt au-dessous du point de rencontre de ces deux lignes, se trouve le hile rénal. Cela résulte de recherches faites sur une dizaine de cadavres. Ce rapport est souvent mo-difié par l'hypertrophie et les déplacements du rein.

Point où l'uretère plonge dans le petit bassin. — Tracez une horizontale réunissant les deux épines iliaques antéro-supérieures : elle coupera la ligne de Hallé. A la jonction de ces deux lignes et à trois centimètres au-dessus, se trouve le point où l'uretère quitte la cavité abdominale pour plonger dans le petit bassin. Ce rapport est constant.

En terminant ce chapitre, nous rappellerons sommairement quelques notions de l'anatomie du bas-fond de la vessie qui rendront plus compréhensibles les divers procédés de cathétérisme et de compression dont nous parlerons plus loin.

La face inférieure de la vessie peut se diviser en deux parties :

1° Une partie antérieure, le trigone vésical ou de Lieutaud, que l'on reconnaît à sa surface blanchâtre et lisse et qui s'étend depuis l'orifice de l'urèthre jusqu'au bourrelet inter-urétéral.

2° Une partie postérieure, appelée bas-fond et qui s'étend depuis ce bourrelet jusqu'à la paroi postérieure de la vessie.

Le trigone de Lieutaud est la partie la plus importante de cette face inférieure. Il fait partie intégrante des uretères, et doit être considéré comme leur piédestal.

Luschka écrit, que le trigone de Lieutaud est jusqu'à un certain point indépendant de la paroi vésicale inférieure : ce qui le prouve c'est que dans les cas d'absence congénitale d'un rein et d'un uretère, la moitié correspondante du trigone manque.

L'épaisseur de la paroi vésicale au niveau du trigone

est manifestement plus considérable qu'au niveau du bas-fond.

Au niveau du trigone, la muqueuse est aussi très adhérente : c'est là une condition indispensable pour l'écoulement régulier de l'urine, car la laxité de la muqueuse permettrait la formation de plis nombreux qui seraient un obstacle au passage de l'urine. Le trigone de Lieutaud est délimité par la terminaison dans la vessie de la couche musculaire des uretères. Cette couche musculaire, arrivée au niveau de l'orifice des uretères se bifurque : une partie se dirige vers l'orifice urétérin du côté opposé, qui envoie lui-même un prolongement semblable.

Par leur réunion sur la ligne médiane, et leurs connexions solides avec les tissus sous-jacents, ces prolongements musculaires constituent une saillie appelée bourrelet des uretères ou muscles des uretères.

Pendant que la plus grande partie de la couche musculaire des uretères s'entre-croise ainsi entre les deux orifices urétérins, d'autres fibres de cette même couche, se dirigent en avant en convergeant pour venir se réunir dans la région prostatique de l'urèthre au niveau du verumontanum. Ce triangle ainsi constitué, mérite seul de porter le nom de trigone de Lieutaud.

Au-dessous des muscles des uretères qui forment les côtés du trigone, on trouve une lame solide, qui va de la base du trigone à l'orifice de l'urèthre, et se compose de fibres lisses serrées les unes contre les autres, avec un peu de tissu conjonctif interposé.

Cette lame fibro-musculaire pourrait être appelée *plan urétérique*, car elle donne attache aux prolongements

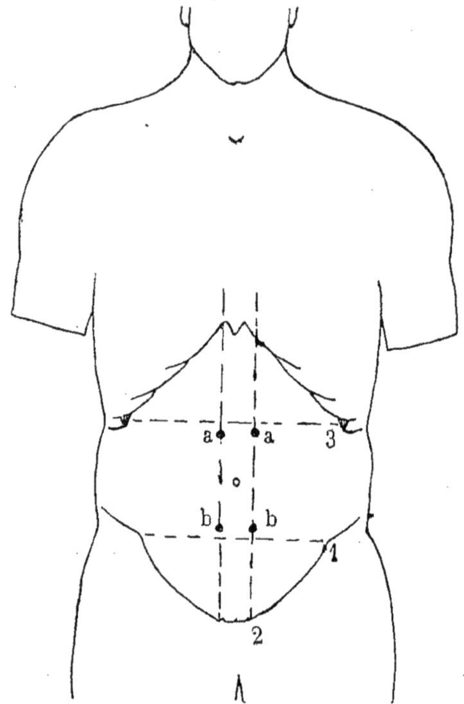

1. Épine iliaque antéro-supérieure.
2. Épine pubienne.
3. Ligament réunissant la dixième à la neuvième côte.
a. Hile rénal.
b. Point où l'uretère plonge dans le petit bassin.

des muscles des uretères. Par cette disposition les orifices des uretères restent ouverts même lorsque la vessie se dilate et l'écoulement de l'urine dans l'organe déjà rempli est rendu possible.

Chez l'homme, les vésicules séminales délimitent sur la face externe et inférieure un espace triangulaire, que plusieurs anatomistes ont appelé *trigone externe*.

Il est complètement dépourvu de péritoine.

A ce niveau, la paroi inférieure de la vessie est en rapport avec la face antérieure du rectum.

Chez la femme, quand la vessie est modérément distendue, on peut sentir par le toucher vaginal entre l'extrémité postérieure de la saillie uréthrale et le fond du cul-de-sac vaginal antérieur, le bourrelet interurétérin, surtout quand on s'aide de la sonde de Pawlik introduite dans la vessie.

On trouvera d'amples détails sur le bas-fond de la vessie dans le mémoire de Tuchmann, auquel nous avons fait de larges emprunts.

CHAPITRE II

Exploration des uretères.

Les uretères sont accessibles à l'exploration.

1° Par la palper abdominal.

2° Par le toucher rectal ou vaginal.

3° Ils peuvent être explorés à l'aide de divers procédés qui ont pour but de recueillir l'urine d'un seul rein : ces procédés peuvent être rangés sous deux chefs :

1° Cathétérisme; 2° Compression.

De nombreuses recherches ont été faites sur le cathétérisme et la compression. Le palper et le toucher, indiqués par Hegar, Tourneur et Hallé ont été moins étudiés.

1° — *Palper*.

Le malade étant dans le décubitus dorsal, le chirurgien se placera à droite pour l'uretère droit, à gauche pour l'uretère opposé.

L'exploration doit être faite au niveau des deux points ci-dessus mentionnés.

Pour la partie inférieure, après avoir déterminé l'endroit où l'uretère plonge dans le petit bassin, on appliquera la pulpe digitale des quatre derniers doigts sur la ligne de Hallé. Recommandant au malade de respirer largement, et gagnant du terrain à la fin de chaque expiration, on déprimera lentement la paroi abdominale. Bientôt ou sera arrêté par un plan résistant sur lequel bat l'artère iliaque primitive. Ces battements artériels constituent un excellent point de repère. Alors on exercera des mouvements de glissement qui permettront de sentir et de délimiter l'uretère. La palpation faite à ce niveau est presque toujours fructueuse et facile : elle est pour ainsi dire immédiate.

Pour la partie supérieure, après avoir trouvé le point qui répond au hile rénal, on fera les même manœuvres. Mais ici les mouvements de glissement seront inutiles. Le mot palpation est impropre : car, à vrai dire, ici il ne s'agit que d'une pression exercée sur le hile.

On comprend sans insister qu'une épaisse paroi abdominale et le météorisme intestinal pourrait gêner considérablement l'exploration, au point de la rendre impossible. Il sera bon dans certains cas de débarrasser l'intestin de son contenu.

Mais en général cette précaution sera inutile.

2° — *Toucher rectal.*

Chez l'homme le toucher rectal donnera des renseignements fort précieux : On se placera à droite pour l'uretère droit et l'on touchera de la main droite ; à gauche pour l'uretère gauche et l'on touchera de la main gauche.

Après avoir enduit de vaseline boriquée le doigt indicateur et l'entrée de l'anus, on pénétrera lentement dans le
rectum en recommandant au malade de bien écarter les
cuisses et de ne pas se contracter. La main libre, posée
sur l'hypogastre exercera des pressions dans le but de fa-
ciliter l'exploration. Pour explorer l'uretère dans sa portion descendante pelvienne, on pénétrera profondément;
puis retournant la pulpe digitale en avant et en dehors,
on l'appliquera contre la paroi pelvienne. Pour explorer
l'uretère dans son trajet horizontal pelvien ou viscéral,
après avoir retourné la pulpe digitale en avant, on sentira la vésicule séminale. La suivant en arrière, au niveau de sa partie postérieure on rencontrera l'uretère qui
a une direction verticale par rapport à l'axe de la vésicule
séminale.

Nous le répétons, cette manœuvre sera rendue beaucoup plus facile par une distension modérée de la vessie,
et par les pressions exercées sur l'hypogastre à l'aide
de la main libre.

L'uretère peut-être toujours exploré dans son trajet
descendant pelvien. Quand la prostate est hypertro-
phiée, sa portion horizontale est difficile à atteindre,
quelquefois même impossible.

3° — *Toucher vaginal.*

Chez la femme, le toucher vaginal donnera fréquem-
ment d'excellents résultats. Hegar l'a indiqué dans sa
gynécologie opératoire. Sänger a publié dans les Archives
de gynécologie un travail où il montre que l'on peut

sentir l'uretère par le toucher vaginal non seulement lorsqu'il est malade, mais aussi à l'état normal.

Après avoir introduit dans le vagin le doigt indicateur on suivra la saillie de l'uretère, jusqu'à son orifice vésical. A 2,5 cent. plus loin est le sommet du cul-de-sac antérieur.

Entre ces deux points extrêmes, sommet du cul-de-sac antérieur, et extrémité vésicale de l'urèthre se trouve un espace qui répond à la paroi vésicale inférieure et au niveau duquel on sentira un cordon en faisant des mouvements de glissement. Ce cordon est l'uretère. Il est très utile de vider préalablement la vessie, et d'appliquer la main libre sur l'hypogastre. Alors, par le toucher et la palper combinés, ou fera glisser l'uretère entre les extrémités digitales des deux mains.

L'uretère droit se sent mieux avec la main droite et l'uretère gauche avec la main gauche. La partie de l'uretère que l'on peut explorer de cette façon s'étend depuis la base du ligament large jusqu'à l'orifice vésical de l'uretère et mesure environ 6 à 7 cent. Elle peut atteindre 10 cent. pendant la grossesse.

Chez la femme enceinte, dit Hallé, cette palpation est surtout facile, grâce à la fois à l'hypertrophie physiologique de l'uretère, et à ce que la tête fœtale forme en arrière de lui un plan résistant sur lequel on peut le faire glisser.

CHAPITRE III

Nous connaissons maintenant les différentes manœuvres de l'exploration. Elles demandent certainement une éducation assez laborieuse. Mais est-ce que tous les procédés d'examen clinique n'en sont pas là ? Cette exploration doit prendre le pas sur le cathétérisme et les divers procédés de compression, car elle possède deux qualités éminemment cliniques : l'innocuité et la simplicité, et les résultats qu'elle peut fournir ont une importance considérable.

La palpation exercée au niveau du hile rénal selon les règles précédemment indiquées, pourra faire constater l'existence d'une douleur. Si en même temps on cherche le ballottement rénal indiqué par M. Guyon, on notera l'augmentation de volume du rein. A l'aide de pressions faites dans l'angle costo-vertébral, le rein hypertrophié viendra caresser la main qui palpe au niveau de la paroi abdominale antérieure. Si l'examen porte au niveau du détroit supérieur on pourra recueillir des données fort précieuses. Tantôt l'uretère glissera sous forme d'un cordon dur et douloureux ; on aura une sensation analogue à celle que l'on éprouve quand on cherche à sentir le cordon spermatique ; tantôt on trouvera un empâtement douloureux, ou non douloureux, mal limité, se prolongeant en haut et en bas dans la direction de l'uretère. Ces deux sensations différentes répondent aux deux formes d'urétérites si bien décrites par Hallé. Dans le premier cas, il s'agira d'urétérite avec dilatation ; dans le second, d'urétérite accompagnée de péri-urétérite.

Quelquefois, chez les sujets maigres et qui ont une paroi abdominale souple il sera possible de sentir l'uretère normal. Mais on n'aura pas la sensation que donne l'uretère chroniquement enflammé.

Chez la femme, par le toucher vaginal et le palper combinés, on trouvera aussi soit un cordon dur, mais libre, douloureux ou non, soit un empâtement diffus occupant les culs-de-sac antérieur et latéral, quand il s'agit d'urétéro-pyélite d'origine génitale.

Chez l'homme, le toucher rectal déterminera de la douleur au niveau de la portion descendante pelvienne. Jamais il ne nous a été possible de sentir un cordon au niveau de cette portion du trajet pelvien de l'uretère. C'est qu'à ce niveau l'uretère est extrêmement mobile ; il fuit facilement sous le doigt. Cependant la constatation de la douleur est très facile ; elle est nettement limitée à un point ; on peut s'en assurer, en exerçant des pressions sur plusieurs endroits.

Par contre, si l'exploration est faite au niveau de la portion convergente ou viscérale, il sera aisé dans quelques cas, et en abaissant la vessie modérement remplie par les pressions exercées sur l'hypogastre, il sera aisé, dis-je, de sentir nettement un cordon plus ou moins considérable, dur, et douloureux.

Bien souvent nous avons pratiqué le toucher chez des

malades qui n'étaient pas atteint d'urétérite, jamais ces pressions exercées contre les parois latérales du bassin n'ont déterminé de la douleur. Quelquefois les malades se plaignent ; mais en les interrogeant on s'aperçoit qu'ils éprouvent des sensations désagréables mais nullement comparables aux douleurs si vives de l'urétérite.

Quelquefois chez des malades manifestement atteints d'urétérite on cherchera en vain l'augmentation de volume de l'uretère. Des difficultés d'exploration insurmontables même pour les mains les plus exercées empêcheront de la trouver. Mais alors les manœuvres de l'exploration détermineront de la douleur sur le trajet de l'uretère.

Pour nous résumer, par le palper et le toucher on pourra constater l'augmentation de volume de l'uretère. et l'existence de la douleur urétérale.

Tantôt cette augmentation de volume sera accompagnée de la douleur : tantôt la douleur urétérale fera défaut : tantôt enfin on trouvera la douleur urétérale seulement sans pouvoir constater l'augmentation de volume de l'organe.

Comme la douleur rénale, la douleur urétérale quoique fréquente, n'existe pas toujours dans les phases chroniques de l'urétéro-pyélite. M. Hallé l'a parfaitement indiqué dans sa thèse, le développement de cette douleur est un accident dans le cours de la maladie, et comme la signature d'une complication.

La douleur urétérale a quelquefois les mêmes oscillations que la douleur rénale produite par les pressions exercées au niveau de l'angle costo-vertébral. Le plus souvent la douleur urétérale survit à la douleur rénale. Chez les malades qui ont des calculs des reins, au contraire, la douleur rénale paraît persister après la disparition de la douleur urétérale.

C'est à l'aide de cette exploration que l'on pourra affirmer l'existence de l'urétéro-pyélite.

Cette affection demande à être cherchée.

L'interrogatoire et l'étude des symptômes présentés par le malade sont incapables de conduire à un diagnostic précis. L'exploration telle que nous l'avons étudiée, permet de toucher presque du doigt la maladie.

CHAPITRE IV

Procédés de cathétérisme et de compression des uretères, dans le but de recueillir l'urine d'un seul rein.

Ces procédés sont fort nombreux : et si leur nombre considérable démontre l'importance des résultats qu'on attendait d'eux, il prouve aussi qu'il n'y en a aucun qui soit parfait, aucun qui réponde à toutes les exigences de la clinique. Ceux qui donnent des résultats absolument probants ne sont pas applicables à tous les malades, ou sont d'une exécution trop difficile. Ceux qu'on pourrait appliquer chez tous les malades sans trop de difficultés fournissent des résultats qui laissent toujours un certain doute dans l'esprit du chirurgien. En somme le problème n'a pas encore reçu de solution. Peut-être la recevra-t-il un jour? Nous allons analyser ces divers procédés : ce sera faire l'historique de l'exploration des uretères.

Le premier qui a essayé d'établir sur des bases solides le diagnostic des affections unilatérales de l'appareil urinaire est le Dʳ Tuchmann, de Londres.

Il imagina un instrument destiné à établir l'occlusion temporaire d'un uretère pour recueillir séparément

l'urine de chaque rein. Il créa ainsi artificiellement une situation que l'on observe en clinique chez les malades atteints de pyélo-néphrite suppurée avec rétention, ou chez ceux dont un uretère est obstrué par un calcul.
La première publication de Tuchmann date de 1874.

Il fit ses essais sur des malades et très souvent sur lui-même. Il se servait d'un instrument semblable au litho-triteur et qui était percé d'une ouverture pour permettre l'écoulement de l'urine. Avec cet instrument il sentait d'abord la limite antérieure du bas-fond de la vessie, et à environ 2 cent. en arrière le bourrelet des uretères, et enfin la paroi postérieure de la vessie qui se trouve à 1 1/2 cent. derrière le bourrelet : l'instrument buttait contre le bourrelet dont la moitié était alors saisie entre les branches du petit lithotriteur. Pour recueillir sans mélange l'urine d'un seul rein, Tuchmann procède de la manière suivante.

« On vide complètement la vessie : au bout de 10 mi-nutes, on introduit l'instrument, qui laisse aussitôt écou-ler l'urine qui s'est réunie dans la vessie pendant ces 10 minutes : on ferme alors l'orifice d'un uretère, éga-lement pendant 10 minutes; et l'on recueille l'urine qui s'est écoulée pendant ce laps de temps de l'uretère non fermé. On retire après l'instrument. »

Dans une nouvelle publication qui date de 1885, Tuchmann a modifié un peu son procédé. Il introduit son instrument jusqu'à la paroi postérieure de la vessie, les branches écartées l'une de l'autre. Il laisse alors les branches se fermer d'elles-mêmes au moyen d'un petit ressort qui est adapté à l'instrument : en se refermant, elles saisissent le bourrelet qui fait saillie sur la paroi vésicale.

Depuis 1874 Tuchmann a eu souvent l'occasion de placer son instrument sur un très grand nombre de malades, hommes et femmes. Le procédé de Tuchmann ne s'est pas vulgarisé. Cependant Wagner, de Leipzig, dit, qu'avec cet instrument on peut, avec une grande sûreté, saisir et fermer l'uretère sans avoir besoin pour cela d'une grande délicatesse de toucher.

Simon, d'Heidelberg, écrit qu'il n'a jamais pu trouver avec l'instrument semblable au lithotriteur le bourrelet des uretères. M. Guyon au cours de ses nombreuses lithotrities n'est pas arrivé à sentir ce bourrelet interutérin. Peut-être, est-ce parce que la vessie renfermant trop de liquide, la saillie interurétérale avait disparu par suite de la distension vésicale.

En 1883, Oscar Silbermann, de Breslau, publie un travail intitulé : « Nouvelle méthode d'occlusion temporaire des uretères et de sa valeur diagnostique dans les maladies du système urinaire. »

De même que Tuchmann a dû l'idée de sa méthode à l'obturation momentanée d'un uretère par des calculs des reins, de même Silbermann imagina son nouveau procédé en trouvant dans la vessie une tumeur de la grosseur d'une noisette, située sur le trigone de Lieutaud, au niveau de l'uretère qu'elle comprimait, en causant ainsi une dilatation de son extrémité vésicale remontant jusqu'au bassinet. Nous-même nous avons observé un cas semblable dans le service de M. Tillaux ; l'observation de ce malade se trouve consignée dans la thèse de mon ami le Dr Guillet sur les Tumeurs malignes du rein.

Devant cette découverte inattendue, dit Silbermann, « nous nous demandâmes s'il ne serait pas possible d'imiter la nature, et d'amener dans la vessie, par un moyen quelconque, une tumeur artificielle dans le but d'obturer les uretères ». C'est ce qu'il essaya de faire à l'aide de son instrument qui se compose, essentiellement :

1° D'un cathéter métallique courbe (18, Charrière) à double courant, qui possède tout près de son extrémité une échancrure de 5 millim. de haut, et de 36 millim. de longueur. Cette échancrure se trouve et à droite et à gauche et on s'en sert à tour de rôle, selon que l'on veut oblitérer l'uretère droit ou gauche.

2° D'une enveloppe métallique, demi-cylindrique, qui introduite dans le cathéter métallique bouche l'échancrure.

3° D'un cathéter français (5, Charrière) élastique, dont l'extrémité est taillée en pointe. Un petit ballon de gomme y est attaché solidement.

Ce petit ballon est destiné à recevoir 20 cent. cubes de mercure et à comprimer l'uretère.

Silbermann a d'abord fait des essais sur le cadavre puis sur les animaux. Il s'en est servi sans inconvénients 32 fois chez la femme, 5 fois chez l'homme.

Pendant l'opération, le ballon pourrait crever et le mercure se répandre dans la vessie. Cet accident, qui est arrivé deux fois à Silbermann, n'a pas de suites fâcheuses pour les malades. Des expériences faites sur les animaux, prouvent que le mercure introduit dans la vessie n'est nullement dangereux.

La tumeur formée par le ballon rempli de mercure et qui pèse environ 250 gr., ne cause aucune gêne aux malades. Ceci s'explique d'après Silbermann, par ce fait, que le ballon repose ou doit reposer sur le bas-fond de la vessie, pour comprimer l'uretère ; or la partie vraiment sensible de la vessie s'étend depuis le bourrelet urétéral jusqu'à l'orifice de l'urèthre. Silbermann termine ainsi son travail ; les médecins, les chirurgiens et les gynécologistes diront bientôt si la méthode que nous indiquons est réellement utile pour le diagnostic des maladies de l'appareil urinaire ; et ils le diront d'autant plus vite que l'introduction de l'instrument ressemble à un cathétérisme ordinaire et que son maniement est extrêmement simple.

Sänger propose le procédé suivant pour obtenir l'occlusion momentanée d'un seul uretère : Rechercher l'uretère au moyen du doigt introduit dans le vagin : marquer avec un crayon au nitrate d'argent l'endroit où le doigt a rencontré l'uretère ; découvrir la paroi vaginale antérieure au moyen d'un spéculum de Simon ; mettre à nu l'uretère à l'aide d'une incision, le lier. Encouragé et conseillé par Sänger, Warkalla a entrepris la ligature des uretères par le vagin sur des cadavres dont les uretères avaient été injectés avec de la gélatine liquide. Sur 13 ligatures qu'il essaya, 10 réussirent. Warkalla pense que la ligature des uretères par le vagin, telle que l'a proposée Sänger, n'offre aucune difficulté. Pour éviter autant que possible que l'uretère ne subisse à l'endroit ou à porté la ligature, un écrasement, ou une inflammation, on fera bien, suivant le conseil de Warkallá, de se contenter de tirer à soi simplement les deux extrémités du fil, au lieu de faire la ligature complète.

Dans la séance de la Société des praticiens de New-York, 2 février 1883, on discuta la compression des uretères par la voie du rectum. Weir recommande pour cela la tige rectale de Davy qui sert à comprimer les vaisseaux hypogastriques pendant la désarticulation de la hanche. Il croit que cet appareil rendrait plus de service que la compression des uretères à l'aide de la main introduite dans le rectum, manœuvre recommandée par Sands. Weir dit que dans un cas de M. le D* Sands l'uretère fut comprimé pendant 15 à 20 minutes : pendant ce temps, on put recueillir une demi-once, 15 gr. d'urine provenant de l'autre rein. Il ne pense pas que la compression exercée pendant cet espace de temps puisse être nuisible pour le malade.

Dans la même séance, Polk présente un rapport sur des expériences faites par lui sur le cadavre.

Il avait essayé de comprimer l'uretère entre un cathéter introduit dans la vessie, et une baguette placée dans le rectum. Dans ses essais faits sur le cadavre il avait obtenu des résultats satisfaisants. Le doigt introduit dans le rectum avait pu constater une distension considérable en arrière de l'endroit comprimé, quand on injecta de l'eau dans l'uretère par son extrémité rénale.

Cette méthode se rapproche beaucoup de la proposition d'Ebermann, qui voulait comprimer l'uretère avec un instrument à deux branches dont l'une serait placée dans la vessie, et l'autre dans le rectum.

Avant d'étudier le cathétérisme des uretères, je parlerai d'une méthode de compression des uretères qui n'a été conseillée par personne, que je sache, qui nous paraît commode, et applicable également à l'homme et à la femme et qui, à en juger par les expériences faites par nous sur le cadavre, pourra donner de très bons résultats. Malheureusement nous n'apportons pas le contrôle clinique, le seul décisif dans la matière.

Voici la méthode : elle est basée sur le rapport de l'uretère avec un plan résistant, le détroit supérieur, rapport qui nous est déjà connu.

A l'aide de la main nous avons comprimé l'uretère à ce niveau, c'est-à-dire à trois centimètres au-dessus du point de jonction d'une ligne verticale partie de l'épine pubienne, et d'une ligne horizontale réunissant les deux épines iliaques antéro-supérieures. L'occlusion de l'uretère était complète : une injection colorée poussée par l'extrémité rénale de l'uretère ne passait pas dans la vessie.

Comme sur le vivant, cette compression doit être faite pendant un certain temps, il serait préférable, indispensable même, de se servir d'un compresseur, tel que le compresseur de l'aorte abdominale, ou le compresseur des ovaires de Charcot. Si la quantité d'urine recueillie pendant la compression est de moitié moindre que la quantité recueillie alors que les deux uretères sont libres, et pendant un laps de temps égal, on peut conclure que l'occlusion était parfaite.

Une seconde série de méthodes a pour but d'introduire des sondes ou des cathéters dans l'uretère.

Le premier qui fit cet essai fut Simon, d'Heidelberg.

Après avoir dilaté l'urèthre chez la femme, on introduit un doigt dans la vessie, et en se servant de ce doigt comme guide, on introduit un cathéter dans l'orifice des uretères. Simon après de nombreux essais faits sur le cadavre a réussi sur le vivant, 15 fois sur 17. Cependant il ne considère pas sa méthode comme facile à appliquer, car il dit lui-même : « Je ne crois pas que je réussirai à introduire la sonde chez toutes les femmes, mais cependant dans la grande majorité des cas, j'atteindrai mon but ».

Winkel discutant la méthode de Simon, dit : « Dans tous les cas où j'ai dilaté l'urèthre, j'ai cherché à sonder les uretères. Mes recherches ont toujours été infructueuses ». Du reste la méthode de Simon est fort peu employée par les gynécologistes et les chirurgiens.

Grünfeld en éclairant la vessie à l'aide de l'endoscope à cathétérisé les uretères. Newmann a imité Grünfeld avec succès.

Emmet fait une fistule vésico-vaginale, retrousse les bords de l'incision, voit l'orifice de l'uretère et y introduit une sonde.

Harrison par une incision périnéale arrive dans la vessie. En introduisant la main dans le rectum il renverse la paroi vésicale, l'amène au niveau de l'incision, découvre l'orifice de l'uretère et le cathétérise. Harrison n'a opéré que sur le cadavre ; nous pourrions ajouter le mot, heureusement. Czerny, ayant diagnostiqué pyélonéphrite d'un côté, fit une fistule au niveau du bassinet. Ayant dérivé ainsi la sécrétion du rein malade, il put avoir des renseignements sur l'état de l'autre rein, d'après la nature de l'urine que celui-ci avait envoyée seul dans la vessie.

L'opération de Czerny pourrait constituer le premier temps de la néphrectomie. Tous ces procédés sanglants doivent être abandonnés.

Le procédé de Fenwick me paraît bien incertain. Nous allons maintenant décrire la méthode de Pawlik qui est la plus connue.

Pawlik a étudié avec un grand soin le cathétérisme des uretères : il l'exécuta pour la première fois en 1880.

Le cathéter, métallique, dont il se sert est une tige creuse, fine, terminée par un col, portant une extrémité mousse olivaire à peine renflée. Il a une longueur de 25 cent. le tube creux traverse le manche en bois et le dépasse. L'extrémité fine est légèrement coudée et perforée. Un petit mandrin s'engage dans le tube pour le désobstruer.

Pawlik se sert rarement maintenant du cathéter élastique, plus difficile à introduire que le cathéter en métal. On place la malade dans la position de la taille périnéale. La position à quatre pattes est plus commode pour le cathétérisme, mais elle est plus fatigante pour la malade. On peut avoir recours à la narcose, si cela est nécessaire.

Après avoir placé dans le vagin un spéculum de Simon pour découvrir la paroi vésico-vaginale, et la tendre légèrement on vide complètement la vessie, on la lave avec une solution boriquée, et on y laisse 150 à 200 gr. de la même solution.

L'antiseptie la plus absolue est de rigueur.

Le principal avantage d'une réplétion modérée de la vessie c'est la saillie bien marquée que fait alors le bourrelet des uretères, bourrelet qui constitue le point de repère important de l'opération. Cette saillie est alors assez considérable et assez résistante pour arrêter le cathéter lorsqu'on le pousse doucement et pour le conduire vers l'orifice urétérin.

On introduit alors le cathéter dans l'urèthre : on le pousse doucement. Pour être sûr que son extrémité repose bien sur la paroi inférieure de la vessie, on lève le manche vers la symphyse.

On laisse le cathéter avancer de lui-même.

Il s'engagera sur un des sillons latéraux qui partent en divergeant de l'orifice postérieur de l'urèthre et qui forment les côtés du trigone de Lieutaud. A l'extrémité de ces sillons se trouve l'ouverture de l'uretère.

Dès qu'on y est entré, on sent que la résistance de la paroi vésicale a disparu ; l'instrument peut pénétrer profondément : il est impossible de lui communiquer des mouvements de latéralité.

Pawlik a aussi pratiqué le cathétérisme sans spéculum, en se guidant du doigt introduit dans le vagin.

Si on a la pratique voulue, et si on a pris toutes les précautions indiquées, le cathétérisme n'offre aucune difficulté. Si la vessie est saine, et l'opérateur adroit, l'opération n'est pas douloureuse. Lorsqu'il y a de la cystite, la douleur est assez vive.

Il y a des cas ou le cathétérisme est impraticable. Si on ne réussit pas, la cause de l'insuccès reste dans l'obscurité. Cependant après plusieurs tentatives réitérées, on est presque sûr d'arriver au but.

En opérant sur le cadavre, Pawlik a rencontré plusieurs causes d'insuccès ; d'abord la petitesse excessive des orifices des uretères ; des déplacements congénitaux ou acquis de ces orifices ; dans un cas les deux orifices se trouvaient presque à l'intérieur du canal de l'urèthre ; dans un autre cas, la moitié gauche de la vessie ne pouvait se distendre par suite d'un déplacement de l'utérus.

Pawlik ajoute : « Sur le vivant, à l'exception de deux ou trois cas, dont un de prolapsus de l'utérus, j'ai toujours réussi le cathétérisme, et quand par exception, j'étais obligé de m'y reprendre à plusieurs fois, après quelques réflexions, je trouvais bien vite la cause de mon insuccès et j'y remédiais la fois suivante. Ce n'est pas une méthode qui a été inventée de toutes pièces ; elle s'est formée peu à peu et lentement et certainement encore elle est susceptible de perfectionnement ».

Celui qui voudra s'occuper du cathétérisme des uretères devra faire des études préalables, et s'exercer sur le cadavre.

Nous voici arrivés au terme de cette longue énumération de procédés de cathétérisme ou de compression, tous plus ou moins compliqués, mais tous aussi fort ingénieux. Quel est le meilleur ? Nous répéterons ce que nous avons dit au commencement ; ils sont fort nombreux : cela prouve qu'aucun n'est parfait.

Tout d'abord on peut adresser un reproche à tous les procédés de compression ; c'est qu'il est impossible de contrôler sûrement si l'uretère est véritablement et complètement comprimé ; si l'urine recueillie provient exclusivement d'un seul rein. Silbermann lui-même l'a reconnu déjà pour sa méthode. Pour cette raison les procédés de compression sont inférieurs aux procédés de cathétérisme. Simon faisait ce même reproche au procédé de Tuchmann, lorsqu'il eut l'idée de faire le cathétérsime.

Le cathétérisme, on ne saurait le contester, constitue un grand progrès. Il permet d'apporter dans le diagnostic des affections rénales toute la précision désirable; il permet de diagnostiquer non seulement la lésion, mais encore de connaître le degré de la lésion. On doit à Simon l'heureuse idée du cathétérisme. C'est à Pawlik que revient l'honneur de l'avoir vulgarisé, après en avoir fait une opération inoffensive. En suivant les règles indiquées par Pawlik, plusieurs chirurgiens ont réussi à cathétériser les uretères. Mais beaucoup aussi ont échoué dans leur tentatives. C'est que le cathétérisme des uretères demande des exercices préalables sur le cadavre.

La méthode de Pawlik est incomplète car elle ne s'adresse qu'à la femme.

Chez l'homme les uretères ont été cathétérisés après incision de la vessie par l'hypogastre.

C'est là une pratique dangereuse. La cathétérisme des uretères par les méthodes sanglantes doit être absolument rejeté.

La méthode de Pawlik doit être conseillée chez la femme parce qu'elle n'exige aucune opération préalable.

Chez l'homme on doit appliquer les procédés d'examen que nous conseillons : rechercher le ballottement rénal, explorer les uretères et par le palper et par le toucher, manœuvres qui permettront le plus souvent d'établir le diagnostic. Si cet examen est négatif on doit alors avoir recours à la compression de l'uretère au niveau du détroit supérieur, qui permettra de recueillir l'urine venant d'un seul rein.

Si les résultats de ces divers procédés d'examen concordent, l'idéal est atteint. Le diagnostic aura toute la précision désirée.

Dans ces dernières années, Simon, d'Heidelberg, a fait par les voies naturelles, après dilatation préalable de l'urèthre chez la femme, le cathétérisme dilatateur de l'uretère. Il n'a pas trouvé d'imitateurs en France.

Au cours d'une néphrotomie on a fait à l'étranger, le cathétérisme descendant de l'uretère. Cette méthode pourrait rendre des services dans certains cas, et il serait rationnel de l'appliquer plus souvent qu'on ne l'a fait jusqu'à présent.

Au cours d'une néphrotomie, on pourrait encore explorer l'uretère de la façon suivante :

Introduire le doigt profondément dans la plaie : aller à la recherche de l'uretère au devant du psoas où on l'accroche, pour l'attirer facilement à l'extérieur. On peut se rendre ainsi compte de son augmentation de volume, et reconnaître un calcul engagé dans son intérieur.

Cette recherche de l'uretère pourrait constituer un des temps de la néphrotomie.

CONCLUSIONS

I. — L'uretère est accessible à l'exploration : *dans son trajet abdominal,* par le palper ; *dans son trajet pelvien,* par le toucher rectal chez l'homme, par le toucher vaginal chez la femme.

II. — Le cathétérisme de l'uretère chez la femme, indiqué par Pawlik est une excellente opération mais dont l'exécution est souvent aléatoire, mais il ne doit être pratiqué qu'après une exploration négative par le palper et par le toucher.

III. — Le palper et le toucher, permettant de constater l'augmentation de volume de l'uretére, ou l'existence d'une douleur localisée sur son trajet, suffisent pour affirmer que le rein correspondant est malade.

IV. — L'uretère peut être comprimé chez l'homme et chez la femme au niveau du détroit supérieur.

V. — Chez l'homme, le cathétérisme exigeant l'incision préalable de la vessie ne sera jamais pratiqué.

OBSERVATIONS

OBSERVATION I (PERSONNELLE)

Prostatite. — Urétéro-pyélite ascendante.

G......, 62 ans, entré dans le service le 22 mai. Rien à noter dans ses antécédents héréditaires. Il y a trois ans, à la suite d'un refroidissement, le malade éprouva des douleurs dans la région lombaire. Depuis deux ans, envies fréquentes d'uriner ; plus fréquentes la nuit que le jour. Depuis deux mois, hématuries répétées sans cause.

Il y a quatre jours hématurie plus abondante.

EXAMEN :

Urèthre, libre : arrêt au niveau de la prostate.

Prostate, volumineuse, dure.

Urines claires. La vessie se vide bien.

Lavages boriqués : amélioration.

29 novembre. Les urines sont légèrement troublées. On fait des lavages médicaux avec une solution au nitrate d'argent au 1/500.

Miction 3 ou 4 fois par heure, le jour : 3 ou 4 fois pendant toute la nuit.

1er décembre. Les urines sont claires. On continue les lavages au nitrate d'argent, 1/500.

Le 5. Pas d'amélioration du côté de la fréquence des mictions, le malade urine plutôt plus souvent, mais les mictions sont moins douloureuses. Même traitement.

11 janvier. Le soir, hématurie depuis 4 jours. Lavage boriqué.

3 avril. Le malade reste définitivement à l'hôpital.

Urines. Très troubles : dépôt purulent, 1 1/2 litre.

Reins. Ballottement rénal à droite.

Uretères. Les deux sont seulement au détroit ; toucher rectal : 0.

12 mai. Douleur rénale gauche ; *uretère gauche,* douloureux au détroit. *Toucher rectal :* sensibilité pelvienne gauche. A droite un peu de ballottement, non douloureux.

20 mai. Le malade sort de l'hôpital très soulagé.

OBSERVATION II (PERSONNELLE)

Uréthrite blennorrhagique. — Cystite. — Urétérite et pyélo-
néphrite double par inoculation.

J... Léon, 19 ans, coiffeur. Entré dans le service le 20 avril 1888. Rien dans ses antécédents héréditaires.

En juillet 1887, blennorrhagie. Cystite consécutive.

En octobre, il rentre dans le service où il a été traité pour une cystite blennorrhagique. Au bout d'un mois il sort incomplètement guéri. Cependant il reste jusqu'à il y a 8 jours assez bien portant.

La semaine dernière il a été pris de nouvelles douleurs avant les mictions. Aujourd'hui à l'examen il présente un canal libre, mais très sensible au niveau de la portion membraneuse.

Testicules, 0. — *Prostate,* 0. — *Reins, uretères,* 0. — Lavages boriqués ; instillations au 1/50.

23 avril. Même état.

14 mai. *Rein droit :* douloureux. — *Uretère droit :* douloureux au détroit ; on sent un cordon glisser sous les doigts qui explorent.

Sensibilité pelvienne des deux côtés, plus accentuée à droite cependant.

Vessie douloureuse au contact, et à la distension.

Urine tous les 1/4 d'heure: douleur à la fin des mictions.

Le 15. Mictions très fréquentes le jour : la nuit cinq fois.

Le 16. Même état. Révulsion au niveau de la région rénale droite, et le long de l'uretère.

Le 19. Même état.

Le 21. La douleur à la pression est moins vive. Souffre moins en urinant.

Le 30. Douleur rénale droite. Douleur urétérale droite au détroit. Douleur urétérale gauche au détroit où l'on sent aussi un cordon glisser sous les doigts. Douleur rénale gauche. Cependant cette douleur est moins vive que celle qui est provoquée au niveau de l'uretère.

1er juin. Douleur rénale gauche un peu plus vive. Douleur urétérale droite et gauche. Capsules de Santal : six par jour.

Le 9. Légère douleur rénale gauche à la pression. Uretère gauche assez douloureux au détroit.

Rein droit, 0.

Uretère droit : un peu douloureux à la pression.

Le 13. *Rein gauche,* 0. *Uretère gauche,* 0. *Rein droit,* très peu douloureux, *Uretère droit,* très peu douloureux.

Dix jours après le malade quittait l'hôpital complètement guéri.

OBSERVATION III (PERSONNELLE)

Rétrécissement blennorrhagique. — Uréthrotomie interne. Tumeur urineuse. — Uréthrotomie externe. — Urétérite. — Pyélo-néphrite.

C... Désiré, 46 ans, journalier, entré dans le service le 25 septembre 1887.

Antécédents héréditaires. — Père mort à 68 ans de pleurésie Mère morte à 72 ans d'une fièvre typhoïde. Un frère mort d'une pleurésie.

Antécédents personnels. — Bonne santé habituelle ; à 21 ans 1re blennorrhagie qui dure 4 mois.

Deux ans après, troubles de la miction ; un jour, après une marche très longue il est pris d'une rétention complète. A ce moment on lui passe une bougie filiforme.

Dilatation régulière : après 15 jours on lui passait une bougie n° 16.

Jusqu'en 1879 le malade se dilatait lui-même avec une bougie n° 14.

A cette époque, après quelques fatigues, nouvelle rétention. Entré à l'hôpital du Midi. Dilatation. 18 mois après, nouvelle rétention. Uréthrotomie interne.

En 1882, nouvelle rétention. Entré à Necker. Dilatation.

En 1885, nouvelle rétention. Revient à Necker. Uréthrotomie interne. Dilatation.

Depuis cette époque, le malade se dilatait avec une bougie n° 12.

Depuis 8 jours le malade ne peut passer qu'une bougie n° 7.

EXAMEN. — *Urèthre :* rétréci ; bougie filiforme.

Prostate, 0.

Vésicules séminales, 0.

Reins, 0.

Dans la région périnéale, sur la ligne médiane, on trouve une tumeur allongée, du volume d'une grosse noix, s'étendant de la racine des bourses à l'anus. La peau est chaude, un peu rouge.

Cette tumeur date de cinq ou six jours. Elle se présentait toutes les fois que le malade avait une rétention. Elle est dure, non fluctuante.

3 octobre. Un peu de fièvre. La tumeur présente le même état. Écoulement de pus par l'urèthre.

Le 4. La verge est enflée, œdématiée ; infiltration d'urine. Uréthrotomie externe.

Le 7. Température : le soir, 39°,6, douleur rénale. Sulfate de quinine. La sonde n° 15 est remplacée par le n° 19.

Le 9. Plus de fièvre : plus de douleur rénale. Jusqu'au 11 novembre, excellent état.

11 novembre. Ablation de la sonde à demeure. Pendant le mois de décembre plusieurs périodes fébriles.

24 février. Urines troubles, 3 1/2 litres. Douleur rénale à la pression postérieure.

24 mars. Avivement de la fistule périnéale consécutive à l'uréthrotomie externe.

Le 30. L'urine continue à s'écouler par la fistule.

4 avril. Polyurie trouble : 4 1/2 litres. Dépôt purulent.

Le 21. Douleur rénale gauche ; douleur urétérale gauche ; rien par le toucher rectal. Pas de fièvre.

Le 23. Urines plus claires. Pas de fièvre. Meilleur état général. Les douleur rénales et urétérale gauches sont moins fortes.

Le 27. Même état.

5 mai. Même état. Par le toucher rectal on trouve de la sensibilité pelvienne à gauche.

Le 12. Meilleur état général. Pas de fièvre. Plus de douleur, ni au niveau du rein, ni au niveau de l'uretère.

ORSERVATION IV (PERSONNELLE)

Calcul vésical. — Poussée de pyélo-néphrite consécutive à une exploration vésicale. — Lithotritie. — Guérison.

Th... Eug., 18 ans, tailleur, entré dans le service le 9 mai 1888. Pas d'*antécédents héréditaires.*

Antécédents personnels. — Alcoolique.

N'a jamais eu la blennorrhagie. Pas de syphilis.

Depuis quatre ou cinq ans il paraît avoir été atteint de coliques néphrétiques, survenant à plus rares intervalles depuis un an. N'a jamais remarqué des graviers ni du sable dans ses urines.

Depuis un mois douleurs pendant les mictions. Peu de fréquence, 4 à 5 fois le jour : ne se lève pas la nuit pour uriner.

Depuis 10 jours, douleur plus vive à la fin des mictions, et un peu de sang.

Depuis 15 jours, interruption brusque du jet d'urine, presque toutes les fois. Il sent, nous dit-il, comme une boule qui se déplace dans sa vessie.

Depuis 8 jours, il souffre en voiture, et est souvent obligé de faire marcher son cheval au pas, et évite soigneusement le pavé en pierre pour aller sur l'asphalte et le pavage en bois. Fatigue et douleur pendant la marche.

EXAMEN. — *Urèthre*, 0.

Prostate, 0.

Vésicules séminales, 0.

Reins, 0.

Uretères, 0.

Vessie douloureuse par le toucher rectal. Avec l'exploration métallique on sent un calcul de moyen calibre.

15 mai. *Rein gauche* douloureux à la pression ; pas d'augmentation de volume.

Uretère gauche, douloureux au détroit.

Le toucher rectal est aussi douloureux, mais par lui-même et non par la compression des uretères.

Le 17. Temp. matin : 36°,8 ; soir, 39°,4.

Le 22. Temp. 38°,4, le soir ; 37°,8, le matin.

Rein et uretère gauches encore douloureux.

Le 30. Les douleurs rénale et urétérale ont disparu.

Temp. normale.

9 juin. Lithotritie. Guérison complète au bout de 10 jours.

Observation V (personnelle)

*Prostatite. — Rétention complète. — Urétéro-pyélite
ascendante.*

B... Auguste, 54 ans, menuisier, entre dans le service le
31 mars 1888.

Pas d'*antécédents héréditaires*. Il n'a jamais eu la blennorrhagie.

Depuis deux mois, troubles prostatiques bien nets. Mictions
fréquentes le jour, toutes les deux heures ; la nuit plus souvent.
Il n'a jamais eu d'hématuries.

Depuis quinze jours, la difficulté pour uriner est allée en aug-
mentant jusqu'à produire une rétention complète.

Le 31 mars, le malade se décide à entrer à l'hôpital. Il est
sondé avec une sonde béquille n° 17. La vessie est évacuée,
lentement, incomplètement, successivement et avec toutes les
règles de l'antisepsie la plus absolue.

La *vessie* était distendue ; elle dépassait l'ombilic.

Les *reins* n'offrent rien de particulier.

Prostate. — Par le toucher rectal on sent, au niveau de la
prostate, un plastron dur, lisse, qui se termine à droite, par
une saillie arrondie, qu'on arrive à circonscrire. A gauche, on
ne sent pas une bosse comme à droite, mais bien une légère
irrégularité.

Testicules : rien.

Les *uretères* n'ont pas été explorés ce jour-là. Pas de fièvre.

10 avril. La vessie est vidée, M. Guyon examine le malade.
A l'aide du palper combiné au toucher, il sent sur le côté droit
de la vessie, la tuméfaction décrite. M. Guyon diagnostique :
néoplasme probable de la vessie.

Le 12. Le malade ne vide pas sa vessie. Temp. 38°, le matin ;
39°,5, le soir.

Le 21. Température, 39°, le matin ; 40°, le soir. Rein droit, douloureux à la pression.

Uretère droit, douloureux à l'émergence et au détroit supérieur.

Uretère gauche non douloureux à l'émergence ; douloureux au détroit supérieur.

Le toucher rectal ne fournit aucune constatation.

Urines très claires. 2 1/2 litres dans les 24 heures.

Le 23. Plus de fièvre : l'exploration des reins et des uretères fournit à peu près les mêmes résultats.

Urines claires, 1 1/2 litre.

Le 29. Le malade quitte l'hôpital.

OBSERVATION VI

Due à l'obligeance de MM. HALLÉ et ALBARRAN.

Rein flottant. — Pyélo-néphrite. — Néphrotomie.

P... Esther, 32 ans. Pas d'antécédents héréditaires. Réglée à 16 ans.

Première grossesse il y a 7 ans : accouchement normal. Deuxième grossesse il y a 5 ans, accouchement normal.

Depuis sa première grossesse, elle souffrait parfois dans les reins.

Début. — Il y a 5 1/2 ans, la malade s'aperçut qu'elle portait une tumeur du volume d'une grosse noix, au-dessus de l'aine droite. Cette tumeur était très mobile.

En même temps, elle commença à rendre du pus en urinant. Jamais elle n'a eu des symptômes vésicaux.

Une seule fois elle a été sondée, lors de sa première grossesse sans aucune suite.

Depuis trois ans, elle est restée dans le même état.

Au mois de janvier dernier, bronchite qui dure trois mois. Aujourd'hui elle ne tousse plus.

Il y a 5 semaines, elle fut prise brusquement d'accidents

aigus du côté du ventre, coliques violentes, vomissements, constipation, fièvre. A ce moment, une tumeur est apparue dans le ventre, tumeur qui existe encore aujourd'hui. Le médecin consulté diagnostique, pyélo-néphrite dans un rein flottant.

La petite tumeur avait disparu au début des accidents.

Elle rentre dans le service le 22 mai.

ÉTAT ACTUEL. — La malade est un peu amaigrie : mais pourtant dans un état de santé assez satisfaisant. Pas de fièvre. Elle a des douleurs spontanées dans le flanc droit. Pyurie persistante.

La quantité des urines varie entre 1 1/4 et 1 1/2 litre. Elles sont troubles, laiteuses ; au fond du vase dans une épaisseur de 2 centimètres, on trouve un dépôt granuleux, non glaireux, abondant.

La malade dit avoir remarqué de temps en temps, et d'une façon irrégulière qu'elle avait des mictions tout à fait claires.

Depuis son entrée, ce fait n'a pas été constaté.

Les bacilles ont été recherchés sans résultats.

Le ventre présente à droite une augmentation de volume manifeste. A la palpation la tumeur a le volume d'une tête de fœtus et s'étend du rebord des fausses côtes jusqu'au bord supérieur de l'os des îles : elle occupe donc tout le flanc. Elle ne s'avance pas jusqu'à la ligne médiane. Elle est lisse, mobile, peu sensible à la pression : elle ballotte. On trouve une vague sensation de fluctuation.

L'uretère est normal. Le toucher vaginal ne donne rien.

Le rein gauche est augmenté de volume, mais non douloureux. L'uretère gauche aussi est augmenté de volume, mais non sensible.

Poitrine. — Sommet droit : diminution de l'élasticité, diminution du murmure vésiculaire.

Examen chimique des urines :

Urée : .... 11 gr. par litre.
Albumine totale.................. 0,90 cent.
Pyine............................ 0,10 cent.

P.   4

Le 7 juin la malade fut endormie pour pouvoir faire le cathétérisme des uretères, selon la méthode de Pawlik.

Ces tentatives faites par M. Guyon et par M. Hallé à plusieurs
reprises ne furent pas suivies de succès.

M. Guyon par le palper et le toucher combinés constate cependant l'augmentation de volume de l'uretère du côté gauche. Il
en conclut que l'affection était bitatérale à des degrés divers.
La néphrectomie était donc contre-indiquée.

Le 22. M. Guyon pratique la néphrotomie suivie d'un plein
succès.

Aujourd'hui, la malade se trouve très soulagée.

La quantité des urines est à peu près la même : elles ne ren-
ferment presque plus de pus.

OSERVATION VII

Par Eugène GUILLET (résumée), in *Annales maladies organes génito-urinaires*.

*Rein calculeux. — Urétérite descendante. — Hématurie. —
Anurie. — Mort. — Autopsie.*

G... Louis, 52 ans, entre dans le service de M. Guyon 15 décembre 1887. Pas de blennorrhagie. A 30 ans, coliques néphrétiques qui se répétèrent depuis.

En 1878. Lithotritie pratiquée par M. Guyon en 8 séances.

En 1881. Lithotritie en une séance.

En 1884. Lithotritie par M. Segond en une séance.

Le 28 août 1887. Le malade est pris de douleurs violentes au
niveau du rein droit. Envies fréquentes d'uriner : toutes les deux
à trois minutes. Les urines sont restées claires jusqu'à il y a
15 jours. A ce moment-là hématurie.

A l'entrée du malade : *Urèthre, Prostate, V. séminales,* 0.

La *vessie* n'est douloureuse, ni au contact ni à la distension.

Rein droit, douloureux, pas augmenté de volume.

Rein gauche, normal.

Urines, fortement sanglantes.

Le lendemain M. Guyon examine le malade : il constate de la douleur au niveau du rein droit et sur l'uretère au niveau du détroit supérieur.

Par le toucher rectal, la région urétérale de la vessie est douloureuse à droite, tandis que la même région du côté opposé est absolument indolente, et le doigt reconnaît à droite au niveau de *l'extrémité inférieure de l'uretère, l'existence d'une tuméfaction ayant la forme d'un cordon allongé.*

La vessie se laisse distendre aisément.

Les urines sont toujours fortement chargées de sang.

M. Guyon, s'appuyant d'une part sur la persistance de l'hématurie, d'autre part sur la localisation bien nette de la douleur à l'extrémité inférieure de l'uretère droit, en même que sur l'existence d'un cordon induré à ce niveau, porte le diagnostic du calcul engagé et arrêté à l'extrémité inférieure de l'uretère droit.

Le 28 décembre le malade meurt par anurie.

AUTOPSIE. — Le rein offre la lésion de la pyélo-néphrite calculeuse.

L'uretère droit est distendu dans toute son étendue. A la partie inférieure on ne trouve pas de calcul, mais sur une zone de 2 à 3 centimètres on constate de la péri-urétérite.

OBSERVATION VIII

Due à l'obligeance de M. le Dr DESNOS.

Phlegmon chronique du ligament large. — Urétérite et pyélonéphrite ascendante.

Mme W..., 26 ans. Aucun antécédent morbide ni héréditaire ni personnel. Réglée à 14 ans, bien réglée depuis. A 20 ans, grossesse qui a été normale; Accouchement gémellaire laborieux. Deux jours après son accouchement, la fièvre apparaît.

Pendant près de trois semaines, accidents généraux graves. Température de 39° à 41°.

Nous ne pouvons donner aucun renseignement sur l'état local et sur la cause de l'accident. La malade se plaiguait d'une douleur abdominale très vive surtout à droite, spontanément et à la pression. La fréquence des mictions ne fut que très peu augmentée.

L'écoulement vaginal sanglant ne dura que quelques jours ; puis il s'arrêta brusquement.

Quinze jours environ après sou acouchement, apparition brusque d'un écoulement verdâtre abondant qui dura plusieurs jours.

Les accidents diminuent peu à peu d'intensité ; la malade se leva au bout de six semaines.

Retour des règles, trois mois après.

Pendant trois ans environ l'amélioration persista. Toutefois, une douleur, modérée d'ailleurs, existait au niveau de la fosse iliaque droite, augmentée par la marche et la fatigue. Règles abondantes, et un peu douloureuses ; leucorrhée abondante. Les mictions étaient normales.

Depuis deux ans, aggravation progressive.

Douleur plus vive, localisée aux régions iliaques et inguinales droites, avec irradiations vers la ligne médiane.

De temps en temps, et sans cause occasionnelle, sensation de pesanteur dans l'hypochondre droit.

Les mictions étaient plus fréquentes.

Il y a huit mois environ, aggravation assez rapide à la suite d'une période menstruelle, sans fièvre vive toutefois. Douleurs dans toute la moitié droite de l'abdomen, avec deux foyers l'un supérieur, l'autre inférieur. Cette douleur devient bientôt tellement vive que toute course en voiture est impossible.

La pression est également très pénible ; l'usage du corset n'est plus possible. Les mictions restent toujours aussi fréquentes : l'état des urines n'a pas été remarqué à ce moment.

Au mois de janvier 1888 l'état local est le suivant :

Tuméfaction mal limitée de la moitié droite de la région inguinale et de la région iliaque. La pression y est douloureuse.

Par le toucher vaginal on trouve un utérus peu mobile, gros, et en antéversion. Le col est entr'ouvert. Le-cul-de sac gauche n'offre rien de spécial. Le cul-de-sac droit est abaissé ; occupé par un empâtement diffus, au centre duquel on parvient à limiter, par le toucher et le palper combinés, une tumeur très résistante, très douloureuse à la pression.

L'examen de la région rénale permet de constater l'existence d'une tumeur très volumineuse. Appréciable à travers la paroi abdominale antérieure seulement, mais qu'on renvoie facilement d'une main à l'autre, en cherchant le ballottement à travers l'espace costo-iliaque postérieure. Cette tumeur descend jusqu'au niveau de la crête iliaque.

La proximité de cette limite inférieure, jointe à la douleur provoquée par les recherches, empêche l'exploration de l'uretère. Les urines sont troubles et présentent un dépôt abondant qui varie de quantité, sans que l'on ait remarqué un rapport entre sa diminution et l'exagération des douleurs.

La malade quitte Paris et garde un certain repos pendant trois mois. Les règles ont été très douloureuses. Au bout de ce temps on constate une amélioration notable dans l'inflammation péri-utérine. L'empâtement diminue et on isole facilement une tumeur de la grosseur d'une mandarine qui occupe la trompe et le ligament large. Les sensations douloureuses sont les mêmes et présentent les mêmes irradiations. La tumeur rénale est sensiblement la même. Le long de l'uretère les douleurs provoquées sont vives, mais la tuméfaction ne se limite pas facilement.

Pendant deux mois (avril et mai 1888) le traitement a consisté, dans le repos absolu au lit, l'application de révulsifs, sur les régions iliaque et inguinale, injections vaginales chaudes antiseptiques, et dans un régime lacté mitigé. Au bout de ce temps, la tumeur péri-utérine a peu diminué, et la sensibilité reste à peu près la même Au contraire la tumeur rénale a progressivement diminué, des deux tiers environ ; elle est devenue très mobile, le ballottement est très évident.

La région urétérale est facile à explorer, douloureuse par le palper on sent très nettement un cordon qui glisse sous les doigts : ce cordon est dur, gros comme le pouce et douloureux. En haut et en bas ces sensations perdent de leur netteté.

L'exploration de l'extrémité de l'uretère dans le cul-de-sac vaginal droit ne donne aucun résultat à cause de la douleur, et de l'empâtement dû à la tumeur du ligament large.

OBSERVATION IX

In Thèse de HALLÉ (résumée).

Cystite douloureuse intense consécutive à l'ouverture dans la vessie d'un phlegmon péri-utérin. — Kolpo-cystotomie. — Fistule vésico-vaginale laissée ouverte pendant 6 mois 1/2. — Guérison. — Urétéro-pyélite ascendante. — Constatation des signes du côté du cul-de-sac vaginal.

Elisa H..., 26 ans, institutrice. Pas d'antécédents héréditaires ni personnels à noter.

En 1882, les mictions commencèrent à être plus fréquentes pendant toute la période menstruelle.

En avril 1883, refroidissement pendant les règles ; 4 ou 5 jours après tous les signes d'un phlegmon péri-utérin ; par le toucher on constatait une sensibilité très vive du vagin et sur la paroi latérale gauche et un peu antérieure une tumeur mollasse bientôt fluctuante qui augmente rapidement. Pendant 10 jours, mêmes symptômes.

5 mai. La malade est prise subitement de besoins fréquents d'uriner et rend une quantité considérable de pus mélangé à l'urine. La tuméfaction vaginale disparaît ; la température revient à la normale, les mictions restent fréquentes.

Jusqu'en février 1886 persistance des phénomènes de cystite avec troubles de la santé générale.

27 mars 1886. Taille vésico-vaginale. La fistule est laissée ouverte jusqu'en novembre 1886. Pendant tout ce temps, disparition des symptômes douloureux du côté de la vessie.

Déjà avant l'opération vésico-vaginale, cette malade avait présenté des symptômes douloureux du côté du rein gauche.

En février 1884, puis en décembre, l'année qui a suivi le phlegmon péri-utérin, douleurs abdominales et lombaires gauches, exagérées par la pression.

En juin 1885 ces douleurs sont plus nettes.

En octobre 1885, empâtement du cul-de-sac vaginal gauche.

Janvier 1886. Douleur vive dans le cul-de-sac vaginal gauche ; empâtement de la région rénale gauche.

Mars 1886. Amélioration de tous les symptômes rénaux à la suite de la taille.

Avril 1886. Retour des douleurs abdominales.

Septembre 1886. Douleur vive dans la fosse iliaque, au niveau de l'uretère gauche. Cul-de-sac vaginal douloureux et empâté.

14 janvier 1887. Tuméfaction très nette, quoique mal limitée, au niveau de la région rénale gauche.

Douleur et tuméfaction très notable dans la fosse iliaque. Saillie très douloureuse du cul-de-sac vaginal gauche.

17 mars. *Examen sous le chloroforme :*

La palpation de la fosse iliaque gauche, au niveau du point d'entrée de l'uretère dans le petit bassin fait sentir vaguement une tuméfaction en cordon roulant sous le doigt.

Au toucher, le cul-de-sac vaginal gauche est moins profond que le droit ; on y sent manifestement un empâtement. En combinant le toucher vaginal avec le palper hypogastrique, on apprécie très distinctement une différence entre les culs-de-sac. A droite, le doigt vaginal n'est séparé de la main qui déprime la paroi que par des tissus minces et on fait facilement rouler entre les deux doigts des cordons petits, isolés, parmi lesquels doit être l'uretère. A gauche, épaississement notable des tissus. On sent rouler entre le doigt vaginal et la main abdominale une grosse masse indistincte, bien plus volumineuse que celle du côté opposé et qui comprend sans doute l'uretère. Celui-ci doit-être enflammé consécutivement au phlegmon péri-utérin.

OBSERVATION X

In Thèse de TOURNEUR (résumée).

Blennorrhagie. — Cystite. — Urétérite. — Pyélo-néphrite.

Blennorrhagie en 1875 guérie sans complications. En 1883, cystite. Il a des douleurs lombaires intermittentes.

En 1884, il a été traité dans le service de M. le Prof. Guyon; on l'a considéré comme atteint de pyélo-néphrite, sa cystite fut améliorée.

En 1885, il entra dans le service de M. Le Dentu, repris de sa cystite. L'exploration de la région lombaire est un peu douloureuse. *Tout le long de l'uretère droit existe une sensibilité marquée. On sent à la palpation une sorte de cordon induré* au point de passage de l'uretère dans le petit bassin.

Traitement purement palliatif ; les mêmes symptômes persistaient encore en 1886.

OBSERVATION XI

In Thèse de TOURNEUR (résumée).

Blennorrhagies multiples. — Cystite. — Urétérite et pyélite droites.

Ce malade a eu successivement plusieurs blennorrhagies, en 1882, 1883. Cystite en 1883 quatre ou cinq mois après le début de la blennorrhagie. A son entrée à l'hôpital St-Louis, dans le service de M. Le Dentu, il se plaint d'une douleur extrême-ment vive dans le flanc droit. Il rend chaque jour 1,500 gr. d'une urine légèrement purulente qui laisse au fond du vase un dépôt de pus assez abondant.

La palpation abdominale est pratiquée par M. Le Dentu ; elle réveille au niveau de l'uretère du côté droit les douleurs dont se plaint le malade, et permet de reconnaître au niveau du détroit supérieur du bassin, *un cordon assez dur roulant sous le doigt*, qui est l'uretère plus volumineux et plus sensible que normalement : rien de semblable à gauche.

Le traitement améliore la cystite, mais l'uretère reste volumineux et sensible à la pression.

Observation XII

Due à l'obligeance de M. le Dr Desnos.

Urétérite. — Pyélo-néphrite. — Cathétérisme de l'uretère. — Néphrectomie.

Mme D..., 38 ans. Fièvre typhoïde à 9 ans. Bonne santé hbai tuelle. Réglée à 14 ans. Depuis menstruation normale.

Premier accouchement à 30 ans. Deuxième accouchement à 32 ans; il paraît avoir été normal. Cependant la malade eut de la fièvre quelques jours après son accouchement.

Pendant l'année suivante, la malade eut de la leucorrhée abondante; de temps en temps, légers mouvements fébriles; l'appétit diminua, et la malade maigrit beaucoup.

On ne constate rien d'anormal dans les urines.

Au bout d'un an, et pendant une année consécutive, la malade ressentit des douleurs assez vives au côté droit, venant par accès, s'irradiant dans la région lombaire et accompagnées de nausées et de malaise général. Les urines étaient troubles.

Depuis lors, état stationnaire. Les douleurs assez vives sont

intermittentes, toujours limitées à l'hypochondre droit et à la
fosse iliaque droite, s'irradiant quelquefois vers la vulve, jamais
vers la région lombaire. Les urines déposent d'une façon
intermittente. Les douleurs sont plus marquées quand les urines
sont claires.

Depuis 1886, l'état général est devenu mauvais : amaigrissement, perte d'appétit, frissons.

Les urines déposent du pus en plus grande quantité.

Novembre 1886. *Examen.* — L'utérus est un peu gros,
mobile ; le col est béant. Les annexes de l'utérus n'offrent rien
d'anormal.

La palpation ne détermine pas de la douleur au niveau de la
fosse iliaque, et dans la région inguinale.

Par le palper, on constate dans l'hypochondre droit, l'existence d'une tumeur volumineuse, douloureuse, difficile à bien
délimiter, et qui ballotte très nettement. Cette tumeur descend
jusqu'à un travers de doigt au-dessus de la crête iliaque. Au
niveau de l'uretère, on trouve un empâtement douloureux.

Par le toucher vaginal on sent au niveau et en avant du cul-
de-sac droit, un cordon dur, gros comme un crayon, se prolongeant le long de la paroi vésicale, et devenant de moins en
moins net à mesure qu'on s'avance vers l'urèthre.

La vessie n'est douloureuse, ni au contact, ni à la distension.

Pendant huit mois, la malade fut soumise à l'observation.
M. le Dr Desnos constata les plus grands changements dans
l'état de la tumeur rénale, tantôt assez volumineux pour rem-
plir la moitié droite de la cavité abdominale, tantôt refoulée
sous les côtes, mais toujours facilement appréciable. Des
décharges de pus coïncidaient toujours avec la diminution de la
tumeur.

Décidé à intervenir chirurgicalement sur le rein, M. Desnos
tente le cathétérisme de l'uretère avec la sonde droite, rigide,
de Pawlik.

Le cathétérisme échoue du côté gauche (sain). Du côté droit
au contraire, l'extrémité de la sonde, guidée par le toucher

vaginal, rencontre une saillie, à la base de laquelle elle pénètre facilement. Tout mouvement de latéralité est désormais impossible, et la sonde pénètre de 4 à 5 cent. Une urine purulente s'écoule aussitôt par la sonde. La vessie est alors vidée ; la sonde urétérale maintenue en place pendant 1/4 d'heure continue à livrer passage à de l'urine trouble. Au bout de ce temps on put recueillir l'urine accumulée dans la vessie ; elle était claire et chimiquement normale.

L'intégrité de l'autre rein, l'ancienneté et l'étendue des désordres de la jeune malade, la certitude de lésions inflammatoires profondes, peu susceptibles de guérison, tant que le fonctionnement droit ne serait pas supprimé, toutes ces raisons décidèrent M. Desnos à pratiquer la néphrectomie qui fut faite le 28 juillet 1887.

Les suites de l'opération furent satisfaisantes. Néanmoins la plaie suppure légèrement vers la deuxième semaine et une fistule persista pendant trois mois environ.

Par la palpation abdominale on ne sent plus qu'un peu d'empâtement le long de l'uretère. Par le toucher, on retrouve le cordon dur urétéral dans le cul-de-sac. Quelques gouttes d'urine sortaient par la fistule au moment des mictions. Vers la fin d'octobre, M. Desnos agrandit le trajet fistuleux et trouva la loge rénale remplie de fongosités qu'il détruisit au moyen de la curette.

Pendant deux mois la cicatrisation marcha normalement. Puis, la malade s'éloigna. Quoique la guérison n'ait pas été constatée de visu, elle peut être considérée comme parfaite. La santé générale est, paraît-il, excellente.

Observation XIII

Due à l'obligeance de M. le D' Desnos.

Phlegmon chronique du ligament large. Urétérite. — Pyélo-
néphrite ascendante — Cathétérisme de l'uretère.

Mme P...., 32 ans. Bonne santé antérieure. Réglée à 16 ans. Mariée à 20 ans. Premier accouchement à 22 ans ; trois autres accouchements normaux.

A 29 ans, 5e accouchement très laborieux (60 heures) terminé par une application de forceps. Elle se lève le sixième jour ; mais est prise bientôt d'accidents fébriles qui l'obligent à rester couchée pendant un mois. Depuis lors, douleurs constantes dans les deux régions lombaires, augmentées au moment des règles par la marche et la fatigue.

Pendant toute la durée de la période fébrile, les mictions ont été fréquentes et douloureuses. Puis elles restèrent normales pendant un an et demi. A cette époque, dépôt peu abondant au fond du verre, et besoins plus impérieux et douloureux de temps en temps. Aggravation progressive depuis un an. A la même époque (c'est-à-dire, il y a un an et demi), douleurs spontanées assez vives dans le flanc droit, augmentées par la marche. Ces douleurs devinrent ensuite bilatérales.

Perte de l'appétit et amaigrissement sensible.

16 mai 1887. La malade est pâle et peu robuste.

Les règles sont douloureuses et prolongées ; leucorrhée abondante. L'utérus est peu mobile, gros, et en antéversion. L'orifice externe du col est entr'ouvert.

Par le toucher on trouve encore un empâtement péri-utérin, mais pas de tumeur limitable. Le cul-de-sac droit est effacé et douloureux. La paroi vésicale est peu douloureuse, excepté sur le trajet d'une ligne qui part du cul-de-sac vaginal droit. On ne sent pas de tuméfaction à ce niveau.

Le rein droit est augmenté de volume, et très douloureux à la pression.

L'uretère est également très douloureux. Par la palpation on ne peut en limiter le trajet qui n'est indiqué que par la douleur très localisée. Les urines sont troubles ; dépôt purulent au fond du vase.

Le rein gauche n'est pas augmenté de volume, ni mobilisable, mais il est douloureux. On trouve aussi de la douleur pas très accentuée, mais manifeste, le long du trajet de l'uretère gauche. Tous les soirs, fièvre assez vive.

Cathétérisme vésical. — Vessie peu sensible. En combinant le cathétérisme métallique avec le toucher vaginal, on constate sur le trajet de l'uretère droit un épaississement de la paroi.

6 décembre. *Cathétérisme des uretères.* — La malade est placée dans le déculitus dorsal : la paroi vaginale est écartée à l'aide d'une valve. On injecte dans la vessie 100 gr. de solution boriquée. Les instruments sont flambés et trempés dans une solution phéniquée forte. Sur la paroi vaginale antérieure on constate une saillie transversale, très nette à 4 cent. et demi du méat. Introduction de la sonde de Pawlik. Recherche infructueuse de l'orifice de l'uretère droit, suspendue après 10 minutes.

Le 8. On prend les mêmes dispositions.

Recherche infructueuse de l'orifice vésical de l'uretère droit. L'instrument de Pawlik ramené d'arrière en avant rencontre une saillie très nette à 2 centimètres du col ; en suivant cette saillie vers le côté gauche, on sent la pointe s'engager : bientôt la sonde paraît serrée et perd tous les mouvements de latéralité.

On constate par le toucher vaginal la présence de la sonde sous la muqueuse. La sonde de Pawlik se trouve donc introduite dans l'uretère gauche sur une longueur de 4 cent.

La vessie est vidée, et lavée.

Une urine claire et limpide s'écoule par la sonde de Pawlik. En 12 minutes on recueille 10 gr. d'urine.

L'urine accumulée dans la vessie pendant ce temps est manifestement trouble.

Examen de l'urine recueillie directement dans l'utérus gauche :

Leucocytes et cellules épithéliales abondantes : trois ou quatre cylindres hyalins revêtus partiellement de cellules épithéliales. Albumine en notable quantité ; 4 gr. 1/2 d'urée par litre.

OBSERVATION XIV

Par V. BERGMANN. *Berliner Klinik Woschenschrift*, 1885, n° 47, in Thèse de BRODEUR, et in thèse de HALLÉ.

Pyélo-néphrite du rein gauche. — Cathétérisme des uretères. — Néphrectomie. — Guérison.

Femme de 31 ans, a remarqué, depuis sa première grossesse, qui remonte à quatre ans, que son urine est trouble et dépose. La quantité de pus est variable, alternatives de bien et de mal. En 1882, il existait déjà une tuméfaction dans l'hypochondre gauche. En 1883, Bergmann la voit et constate une tumeur lisse s'étendant dans l'hypochondre gauche jusqu'à la fosse iliaque, et faisant saillie dans la région lombaire, quand on la comprime en avant.

Cathétérisme des uretères, en 1884. Néphrectomie lombaire difficile à cause de l'épaisseur de la capsule. Rein enlevé quadruple de son volume normal, transformé en huit abcès. Guérison sans fistule à la fin de 1884.

Observation XV

Puzey. *The Lancet*, 1880, t. I, p. 203, in Thèse de Brodeur, et in Thèse de Hallé.

Rétrécissement de l'urèthre ancien. — Cystite. — Pyélo-néphrite suppurée. — Néphrotomie. — Oblitération de l'uretère. — Cathétérisme de l'uretère de haut en bas. — Mort par broncho-pneumonie.

Homme de 40 ans. Rétrécissement uréthral avec fistule urinaire. Uréthrotomie externe en 1878. Plus tard, douleurs dans le flanc droit ; parfois urines purulentes.

En 1879, abcès du rein, avec fièvre hectique. État général grave.

Opération, le 2 avril 1879. Incision lombaire.

L'amélioration fut considérable ; huit semaines après l'opétion, Puzey retire le drain, espérant que la plaie lombaire pourrait enfin se cicatriser. Mais aussitôt les accidents reparaissent : le drain est replacé, et tous les accidents cessent encore une fois.

Une deuxième tentative fut suivie du même résultat. Puzey pense que, peut-être, l'uretère est rétréci, obstrué, et qu'il y aurait avantage à le cathétériser, au moins dans sa partie supérieure.

Dans l'hypothèse d'un calcul oblitérant, il cherchera à introduire une bougie jusque dans la vessie ; c'est ce qu'il fit par deux fois avec des bougies de 18 à 20 pouces.

Le malade prétendit sentir la sonde dans sa vessie, le bec de celle-ci semble butter contre un plan résistant, probablement le plancher du bassin.

Ces tentatives ne furent pas suivies de succès ; l'urine ne reprit pas son cours normal. Pensant que le meilleur moyen était de supprimer la jonction du rein pour tarir la fistule, Puzey ouvre l'incision et use largement du thermo-cautère.

15 jours après, le malade se levait : mais il succombe à une broncho-pneumonie droite 3 semaines après.

A l'*autopsie* on trouve que l'uretère était raccourci, sa moitié inférieure est oblitérée par des adhérences de la muqueuse, qui peuvent cependant être déchirées sans difficulté avec une sonde.

Observation XVI

Par Axel Iversen. *Centralblatt für Chirurgie*, 21 avril 1888, n° 16.

Pyélo-néphrite suppurée chez un homme. — Taille hypogastrique dans le but de cathétériser les uretères.

Un homme de 38 ans, qui en octobre 1887 fut admis dans le service de M. Axel Iversen, de Copenhague, offrait des symptômes de pyélite. Urines très purulentes : on n'a jamais trouvé le bacille. On dut tout d'abord songer à une pyélite calculeuse. Mais ni la palpation, ni la douleur ne permirent de distinguer si la maladie était unilatérale ou bilatérale. Ayant l'intention d'intervenir plus tard chirurgicalement sur le rein, M. A. Iversen fit la taille hypogastrique, dans le but de cathétériser les uretères et de connaître par ce moyen le siège et le degré des lésions.

De l'uretère droit on retira un liquide presque complètement clair. Par contre, on retira de l'uretère gauche un liquide entièrement purulent.

A l'examen microscopique, l'urine du rein droit contenait quelques cellules sans caractère bien marqué, quelques globules sanguins rouges, de nombreuses cellules épithéliales des couches moyennes et profondes des voies urinaires, ainsi que des nombreux cylindres hyalins et granuleux.

L'urine du rein gauche ne contenait que du pus.

L'opération se passa d'une manière normale. A cause du processus de desquamation dans le rein droit, A. Iversen renonça à toute intervention ultérieure, parce que dans ces conditions une néphrectomie serait trop dangereuse. Le néphrotomie ne serait d'aucune utilité pour le malade, car le pus peut aussi bien s'écouler par l'uretère gauche que par une fistule située en haut, ou au niveau du bassinet.

INDEX BIBLIOGRAPHIQUE

Von Bergmann. — *Berliner Klinisch. Wochenschrift*, 1886. Pyélo-néphrite. Néphrite. Guérison.

Brodeur. — *De l'intervention chirurgicale dans les aff. des reins*, Th. de Paris, 1886.

Czerny. — *Deutsche med. Wochenschrift*, 1881.

Delbet. — Revue analytique. *Revue de chirurgie*, 1886.

Emmet. — Cathétérisme de l'uretère. *New-York med. Journal*, 1884.

Fenwick. — Suc. of the male ureters. *Schmidt's Iahrbuch*, 1884.

Galland. — *Contribution à l'étude des corps étrangers de l'uretère.*

Grünfeld. — *Cathétérisme de l'uretère.*

Guyon. — *Leçons cliniques sur les mal. des voies urinaires*, 2e édit. Paris 1885.

— De la taille rénale. *Ann. des org. génit.-ur.*, 1887.

Hallé. — *Urétérites et pyélites.* Thèse de Paris, 1887.

Harrison. — *Cathétérisme de l'uretère.*

Hayes Agneuw. — Fistule urétérale dans un but thérapeutique. *Phil. Med. Times*, 1881.

Hegar et **Kaltenbach.** — *Gynécologie opératoire.*

Iversen. — Contrib. cath. des uret. chez l'homme. *Centralbl. f. chirur.* Avril 1888.

Luschka. — Topographie de l'uretère chez la femme. Analys. in *Gaz. heb. de med. et chirurgie*, 1877.

Newmann. — Cathétérisme de l'uretère. *British. med. Journ.*, 1883.

Pawlik. (Carl). — Cath. des uretères chez la femme. *Archiv. f. klinik. chirurg.*, 1886.

Polk. — Compression des uretères. *Pract. Soc. of New-York* et *New-York, med. record*, 1883.

Puzey. — *The Lancet*, 1880, t. I, p. 203.

Rayer. — *Traité des maladies des reins.* Paris, 1841.

Ricard. — De quelques rapports de l'art. utérine avec l'uretère à propos de l'hystérectomie. *Sem. med.*, 1887, n° 5, 2 février.

Rochard (Eug). — Uretère. *Dictionnaire encyclop. scien. méd.*

Sänger. — Analyse in *Rev. sciences méd.* 1887, 15 janv.

Sappey. — *Anatomie descriptive.* Paris, 1873.

Silbherman. — Nouveau procédé d'oblit. des uretères. *Berliner Klinisch. Wochensch.*, 1883.

Simon. — Cath. des uret. *Volkmanns Sam. Klin.* Juil. 1885.

Terrier. — Néphrect. pour rein flottant. Mort. In Thèse BRODEUR.

Tourneur. — *Urétérite et périurétérite.* Thèse de Paris, 1886.

Tillaux. — *Anatomie topog.* Paris.

Tuchmann. — Compress. des uret. *Wiener med. Wochensch.*, 1874.

Weir et Sand. — Compr. des uret. *Pract. Soc. of N.-York.*

Warnots. — Cathét. uret. chez la femme. *Journ. Bruxelles.* Juillet-août 1886.

Warkalla. — *Schmidt's Jahrbuch.*, 1887.

Wagner (P.). — Chirurgie des reins. In *Schmidt's Jahrbuch.* Vol. 215.

IMPRIMERIE LEMALE ET Cie, HAVRE